DU MÉCANISME

DE L'ACCOUCHEMENT

DANS LES

PRÉSENTATIONS DU FRONT

Par le Docteur **Auguste POLLOSSON**

Chirurgien de la Charité de Lyon

PARIS

ASSELIN ET HOUZEAU

LIBRAIRES DE LA FACULTÉ DE MÉDECINE

Place de l'École-de-Médecine

—

1892

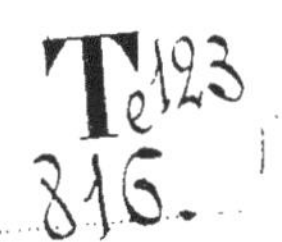

DU MÉCANISME

DE L'ACCOUCHEMENT

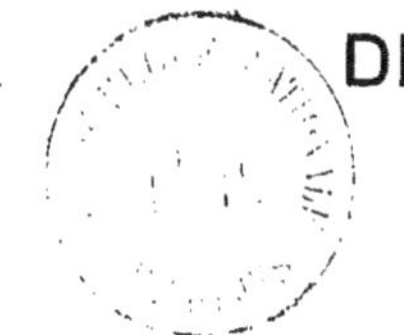

DANS LES

PRÉSENTATIONS DU FRONT

Par le Docteur **Auguste POLLOSSON**

Chirurgien de la Charité de Lyon

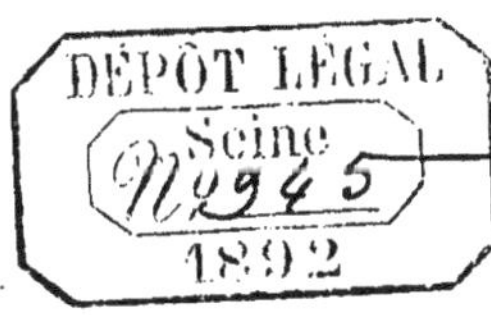

PARIS

ASSELIN ET HOUZEAU

LIBRAIRES DE LA FACULTÉ DE MÉDECINE

Place de l'École-de-Médecine

1892

DU MÉCANISME

DE L'ACCOUCHEMENT

DANS LES

PRÉSENTATIONS DU FRONT

Les réflexions que nous a inspirées la lecture des nombreux travaux parus sur ce sujet, l'observation d'un cas d'accouchement par le front, et quelques recherches expérimentales, nous ont conduit à admettre un mécanisme un peu différent de celui qui a été décrit jusqu'à ce jour. Telles sont les raisons qui ont motivé ce travail.

Les présentations du front ont été longtemps rangées soit parmi celles de la face, soit parmi celles du sommet; les accidents dystociques qui surviennent fréquemment ont attiré sur cette question l'attention des observateurs et les ont conduits à faire une nouvelle classe de présentation céphalique.

Les auteurs sont absolument d'accords sur deux points que nous voulons rappeler tout d'abord. Ce sont : 1° La description des parties accessibles au toucher, c'est-à-dire l'énumération des signes qui font faire en clinique le diagnostic de présentation du front; 2° Le mode tout particulier du dégagement.

1° Dans les présentations du front, les parties accessibles au doigt explorateur sont : la grande fontanelle, la partie antérieure de la suture sagittale, le front, les orbites, les yeux, le nez, une portion variable du rebord alvéolaire du maxillaire supérieur. Ce qui les sépare des présentations du sommet, c'est qu'on n'atteint pas la petite fontanelle; ce qui les distingue des présentations de la face, c'est qu'on n'atteint ni la bouche ni le menton;

2° Le dégagement dans les présentations du front est absolument caractéristique, et aucun autre ne lui est comparable. Dans les présentations du sommet, l'occiput venant apparaître sous la symphyse, le dégagement se fait par un mouvement de déflexion qui a pour centre un point sous-occipital, et les divers diamètres sous-occipitaux viennent successivement se mettre en rapport avec le diamètre coccy-pubien. Dans les présentations de la face, le menton venant apparaître sous la symphyse, le dégagement se fait par un mouvement de flexion qui a pour centre un point trachélique, et les divers diamètres trachéliques viennent successivement correspondre au diamètre antéro-postérieur du détroit inférieur. Dans les présentations du front, le dégagement est différent et bien spécial : le nez vient se montrer dans la symphyse; le maxillaire supérieur ou, d'une manière plus précise, la partie alvéolaire du maxillaire supérieur vient s'arc-bouter contre la partie inférieure de la symphyse, et le dégagement a lieu par un mouvement de flexion qui a pour centre le maxillaire supérieur et les divers diamètres qui partent du maxillaire supérieur pour aller à la grande fontanelle, à la suture sagittale, à l'occiput, viennent successivement apparaître sous la symphyse. L'issue du menton se fait en dernier lieu, par un mouvement de déflexion.

Nous voyons donc que les présentations du front peuvent être définies en clinique : 1° par la description des parties qu'atteint le doigt; 2° par le mode particulier du dégagement, point capital et typique du mécanisme de l'accouchement par le front.

Dans la description du mécanisme, nous pensons qu'il faut laisser de côté les présentations du front diagnostiquées au-dessus du détroit supérieur sur une tête non engagée, et qui se sont transformées au moment de l'engagement en une présentation de la face ou du sommet.

Nous ne tiendrons pas compte davantage des cas où une tête très petite ou très molle a permis dans l'excavation une transformation spontanée de la présentation.

Les présentations du front au-dessus du détroit supérieur et les présentations mobiles et variables des têtes petites et molles ont multiplié d'une manière exagérée les cas d'accouchements par le front et ont contribué à obscurcir la question du mécanisme.

Nous n'aurons donc en vue que les cas où une tête s'est engagée en front, est descendue en front et s'est dégagée en front.

Nous laisserons également de côté les cas dans lesquels un rétrécissement du bassin est venu compliquer et modifier les difficultés mécaniques.

Un premier point en discussion mérite de nous arrêter un moment. Parmi les auteurs qui se sont occupés de la question, les uns prétendent que c'est le front qui occupe le centre de l'excavation; les autres, au contraire, affirment que le centre de la présentation est représenté par la grande fontanelle ou du moins par un point voisin de cette grande fontanelle.

Disons immédiatement que c'est à cette dernière opinion que nous nous rattachons. La manière de voir que nous adoptons est basée, tout d'abord, sur les observations, on peut voir, en effet, que la présence de la grande fontanelle au centre de la présentation est maintes fois signalée; elle est basée, en outre, sur la considération suivante : dans les présentations du front au moment où le dégagement va commencer le diamètre fœtal qui appuie contre les parois de l'excavation est celui qui s'étend du rebord alvéolaire du maxillaire supérieur à un point de la suture sagittale voisin de la petite fontanelle; le centre de la présentation est donc représenté par un point situé à égale distance des extrémités de ce diamètre; il est facile de constater, en considérant une tête de fœtus, que ce point correspond à peu près exactement à la grande fontanelle. En outre, si le front occupait le centre de l'excavation, comme la distance de ce front au menton est à peine de six centimètres on devrait atteindre avec le doigt explorateur la bouche et le menton, ce qui n'est pas.

Nous admettons donc que le centre de la présentation est représenté par la grande fontanelle. Nul n'a formulé plus nettement cette opinion que M. Auvard : « Le bregma, dit-il, occupe le centre du détroit supérieur et il est à la présentation du front, ce que le lambda et le menton sont au sommet et à la face. »

Si le front n'occupe pas le centre de la présentation, il en représente, du moins, la partie la plus déclive et la plus facilement accessible.

Si nous nous sommes arrêté un instant pour discuter la situation du front, c'est parce que certains auteurs ont été conduits, par l'idée que le front était au centre de l'excavation, à une idée erronée sur le mécanisme de l'engagement et de la descente.

Il est pourtant une circonstance dans laquelle le centre de la présentation est à peu près représenté par le front et dans laquelle la fontanelle bregmatique est déjetée à la périphérie, c'est lorsque la descente se fait avec ouverture de la bouche. Nous reviendrons, en détail, sur cette situation particulière.

Dans la discussion qui va suivre, nous admettrons l'engagement dans un bassin cylindrique, et accepterons l'idée d'après laquelle l'axe de l'excavation se confond avec celui du détroit supérieur.

D'autre part, quand nous parlerons d'une tête fœtale et de la possibilité qu'elle a à s'engager de telle ou telle manière, nous prendrons comme type la tête non déformée d'un enfant extrait par une opération césarienne; en pratique nous utiliserons le dessin que M. Budin a donné dans sa thèse.

I. — Du diamètre occipito-mentonnier ou du diamètre maximum considéré pendant l'engagement.

Mme Lachapelle prétendait que, dans les présentations du front, le diamètre occipito-mentonnier devait s'engager parallèlement au plan du détroit supérieur et que c'était là la raison qui rendait l'accouchement par le front si difficile.

La plupart des auteurs qui se sont occupés de la question, *Mangiagalli* surtout, constatent l'impossibilité de cet engagement et prétendent avec juste raison que le diamètre occipito-mentonnier s'engage obliquement dans l'excavation.

« L'extrémité mentonnière du diamètre occipito-mentonnier, dit *Mangiagalli*, « s'engagera dans la filière pelvienne avant l'extrémité occipitale de ce diamètre, « rendant ainsi possible la descente ultérieure de la partie qui se présente, puisque le « diamètre occipito-mentonnier s'insinue obliquement dans l'anneau qui représente le « détroit supérieur. »

M. Devars (1) admet la descente suivant le mode décrit par Mangiagalli.

D'après cette description, au moment où va commencer le dégagement, le menton se trouve donc dans l'excavation à un niveau inférieur à celui de l'occiput. Or le dégagement, dans les présentations du front, se fait de telle façon que l'occiput sort bien avant le menton, celui-ci étant la dernière partie céphalique qui se dégage. Si le menton est descendu le premier dans l'excavation, et si, d'autre part, l'occiput se dégage avant le menton, il est nécessaire que le diamètre occipito-mentonnier bascule dans l'excavarion.
M. Devars a vu cette difficulté et la tranche de la manière suivante : « Les difficultés « réelles n'existeront qu'au détroit inférieur où ce diamètre (l'occipito-mentonnier) est « obligé de basculer, mais là, la rétropulsion du coccyx viendra favoriser ce mouvement « et rendra possible ce dégagement de l'occiput ».

---

(1) Thèse de Lyon, 1885.

Cette explication est évidemment insuffisante car l'occiput, avant d'avoir atteint le coccyx, est obligé de parcourir une partie de l'excavation qui n'est nullement douée de la même mobilité.

Si nous reprenons le schéma de Mangiagalli (*fig.* 1), et si dans la section cylindrique ABCD nous introduisons le triangle schématique occipito-fronto-mentonnier OFM, en faisant engager le menton M avant l'occiput O, nous voyons que si l'occiput doit se dégager avant le menton. le diamètre OM devra basculer dans le cylindre ABCD; et si nous représentons le coccyx par la distance HB mobile au point de pouvoir occuper la direction HB′, nous voyons que l'occiput, avant d'atteindre la portion HB mobile, devra parcourir une partie de la distance OH qui n'est nullement susceptible d'être repoussée.

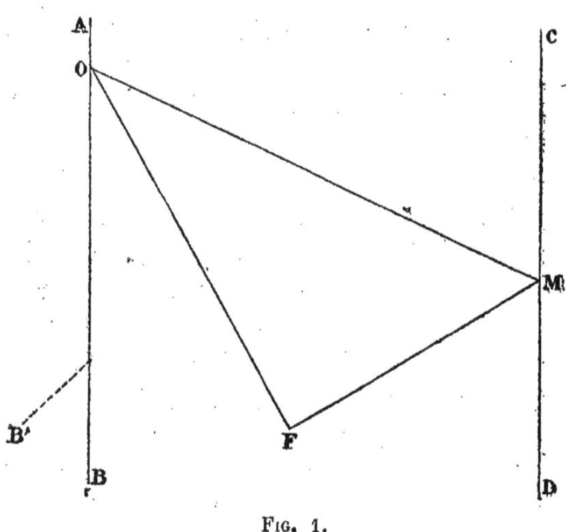

Fig. 1.

L'explication de M. Devars est donc illusoire et il est absolument nécessaire pour que le point O devienne inférieur au point M que le menton M se dégage (ce qu'on n'observe pas dans les présentations du front dégagées suivant le mode décrit), ou bien que le diamètre OM bascule dans l'excavation ce qui ne doit être possible que dans des cas exceptionnels.

M. Blanc (1) admet avec Mangiagalli la descente oblique du diamètre occipito-mentonnier avec l'extrémité mentonnière en bas. Il voit aussi la difficulté du dégagement

(1) Nouvelles archives d'Obstétrique et de Gynécologie, 1886.

***

et résout cette difficulté d'une manière bien différente de M. Devars. Mais son explication, bien que ne présentant aucune impossibilité mécanique, ne nous paraît pas être en rapport avec la réalité des faits observés.

C'est dans la description du troisième temps de l'accouchement, c'est-à-dire dans la description du temps de rotation que M. Blanc place la série des transformations de position qui permettront à la tête de se dégager. Ces transformations de position nous ont paru tellement complexes, que nous nous croyons obligés de transcrire en entier cette page de son Mémoire.

« Le troisième temps de rotation est plus complexe. Il a le même but et le même « résultat que pour une présentation de la face ou du sommet ; c'est-à-dire qu'il amène « sous la symphyse pubienne la partie qui doit se dégager la première, pour qu'ensuite « l'expulsion soit possible, et que des diamètres plus petits que l'occipito-mentonnier « se mettent en rapport avec le coccy-pubien du détroit inférieur. Prenons par consé- « quent la tête en présentation frontale, dans la situation où elle se trouve à la fin du « deuxième temps, c'est-à-dire le front vers le centre de l'excavation, le menton en « avant et à gauche, sur le milieu de la distance pubio-ischiatique, l'occiput libre en arrière « et en haut. Il est à remarquer d'abord que le mouvement de rotation autour d'un « axe vertical ne peut s'effectuer directement car l'occiput non descendu viendrait buter « contre le promontoire. De plus, lorsque sur le cadavre on essaye d'engager la tête « d'un fœtus à terme, placée, comme nous le supposons, en naso-iliaque gauche anté- « rieure, de manière à amener l'extrémité postérieure du diamètre occipito-frontal, ou « celle du grand diamètre de Budin en rapport avec la paroi pelvienne sous-jacente, « on éprouve des difficultés considérables, à moins d'une tête petite ou d'un bassin « grand. Et en effet, il faut, pour que l'occiput puisse descendre dans l'excavation et « gagner la courbure sacrée, que, par un mouvement inverse, le menton remonte le « long de la paroi pelvienne antérieure et se dégage au-dessus du détroit supérieur. Avant « même que les points sus-indiqués de l'occiput aient glissé sous la ligne innominée, le men- « ton est remonté et libre. A cet instant du mécanisme, la base du crâne s'incline en bas « et en arrière, de telle sorte qu'au fur et à mesure que l'occiput se loge dans la concavité « du sacrum, le menton s'élève de plus en plus en avant. Aussi, tandis qu'au moment « de l'engagement du triangle céphalique de Mangiagalli, aux deux premiers temps de « l'accouchement par le front, l'extrémité mentonnière est le point le plus déclive de « la base du triangle, au troisième temps c'est l'occiput. Le plan de la base du crâne « s'est donc incliné en sens inverse, regarde maintenant en haut et en arrière et non « plus en avant et en haut » (1).

---

(1) Faisons remarquer que les idées émises par M. Blanc sont à peu près semblables à celles de Marchionneschi (*Annali di Ostetricia 1884*). L'un et l'autre de ces auteurs admettent la descente de Mangiagalli et supposent que le menton remonte ultérieurement pour permettre la descente de l'occiput.

Cette page, on le voit, comprend des phénomènes extrêmement complexes. Essayons de les analyser. Dans l'étude des phénomènes mécaniques de l'accouchement, il faut distinguer trois espèces de mouvements : 1° les phénomènes de progression en masse exécutés parallèlement à l'axe du bassin et qui constituent, à proprement parler, la descente ; 2° les mouvements de rotation de la partie qui se présente autour de son axe vertical, c'est-à-dire la rotation proprement dite, et 3° les mouvements de rotation autour d'un axe transversal, mouvements qui, pour la tête, consistent dans la flexion ou dans la déflexion.

Dans la description de son temps de rotation, M. Blanc comprend des mouvements appartenant à ces trois espèces et ceux du deuxième groupe, c'est-à-dire les mouvements de rotation proprement dits, sont loin d'être les plus importants.

Si nous considérons les mouvements de progression de la tête parallèlement à l'axe du bassin, nous voyons qu'après avoir exécuté sa descende, l'ovoïde crânien remonte dans l'excavation et va reprendre momentanément sa position première au-dessus du détroit supérieur. Le menton, en effet, remonte, d'après M. Blanc, le long de la paroi pelvienne antérieure, et se dégage au-dessus du détroit supérieur. *Or ce menton, descendu premier, ne peut remonter au-dessus du détroit supérieur qu'à la condition que l'occiput y remonte avec lui et même avant lui, à moins que dans cette ascension du menton le diamètre occipito-mentonnier ne vienne à basculer dans l'excavation*, ce que M. Blanc n'admet pas. Ainsi, après avoir exécuté sa descente, la tête remonte au-dessus du détroit supérieur, et l'accouchement, au point de vue mécanique, n'est pas plus avancé qu'avant qu'il ait débuté. Un mouvement de flexion s'exécute alors au-dessus du détroit supérieur. A ce moment commence une descente toute nouvelle dans laquelle le diamètre occipito-mentonnier s'engage dans l'excavation, l'occiput situé plus bas que le menton. Il n'est donc pas très exact de dire que, tandis qu'aux deux premiers temps de l'accouchement par le front, l'extrémité mentonnière est le point le plus déclive de la base du triangle, au troisième temps c'est l'occiput. Ce qu'il faudrait dire, si on admettait la description de M. Blanc, c'est que, dans les accouchements par le front, il se fait une première descente, le menton situé plus bas que l'occiput, puis la tête ne pouvant, dans cette position, ni se dégager, ni opérer sa rotation, remonte hors de l'excavation, s'y fléchit et descend alors d'une nouvelle façon, l'occiput plus bas que le menton ; dans cette nouvelle position, la tête peut heureusement et tourner et se dégager.

Mais ces deux descentes, séparées par une ascension, n'ont été relatées par aucun accoucheur, nous ne la trouvons dans aucune des observations et nous ne l'avons pas constatée dans deux cas d'accouchement par le front que nous avons pu suivre.

Quant au mouvement de bascule, imaginé par M. Blanc, et d'après lequel le menton situé d'abord plus bas que l'occiput lui deviendrait, en second lieu, supérieur, il place rait le triangle occipito-fronto-mentonnier dans la position O'M'F' (*fig.* 2) au lieu de la position OMF occupée primitivement).

Or, dans ces deux positions les parties accessibles au doigt doivent être bien différentes. Tandis que dans la première position OMF, le menton et la bouche devaient être facilement accessibles au doigt, ils ne doivent plus être accessibles dans la position O'M'F'.

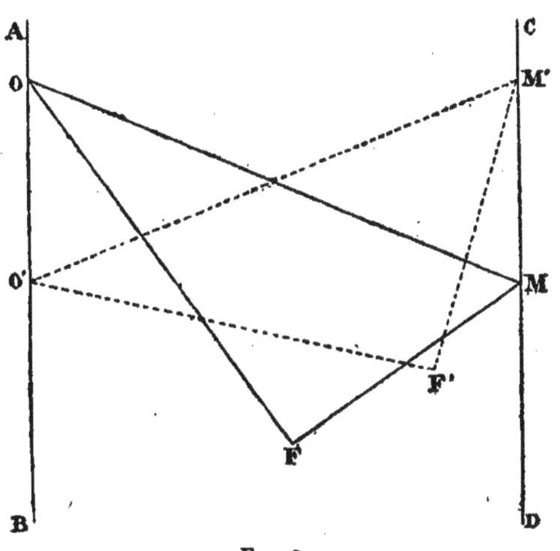

Fig. 2.

Or, dans les présentations du front qui ne se transforment pas, les parties perceptibles au toucher demeurent les mêmes pendant toute la descente et jusqu'au dégagement. Ce mouvement de flexion ne s'observe pas (sauf dans les fronts transformés en sommets) et nous croyons qu'il s'est imposé à l'esprit de M. Blanc, comme une nécessité théorique plutôt que comme un fait observé.

Nous n'admettons donc pas la descente suivant la description de Mangiagalli, c'est-à-dire, la descente avec le menton situé plus bas que l'occiput. Nous la rejetons parce que le dégagement ne pourrait pas s'effectuer suivant le mode observé dans les présentations du front, sans une bascule du diamètre occipito-mentonnier dans l'excavation, ce qui n'est pas possible dans les cas ordinaires.

La raison que nous venons de faire valoir ne serait évidemment pas suffisante pour tous les auteurs; il en est quelques-uns, en effet, pour qui le diamètre maximum ne mérite même pas d'être pris en considération car il est déformé et réduit par des phénomènes plastiques de modelage. Nous reviendrons tout à l'heure sur ce point. Mais nous avons un autre motif pour rejeter l'idée de Mangiagalli acceptée par presque tous les auteurs, et pour considérer comme fausse l'attitude qu'il suppose à la tête au moment de l'engagement, ce motif est le suivant: *le triangle occipito-fronto-mentonnier descendant comme le décrit Mangiagalli ne constitue pas une présentation du front mais une présentation de la face.*

Si, en effet, au lieu de représenter simplement le triangle schématique O M F nous dessinons la tête dans laquelle est inscrit ce triangle nous obtenons la figure ci-contre (*fig.* 3).

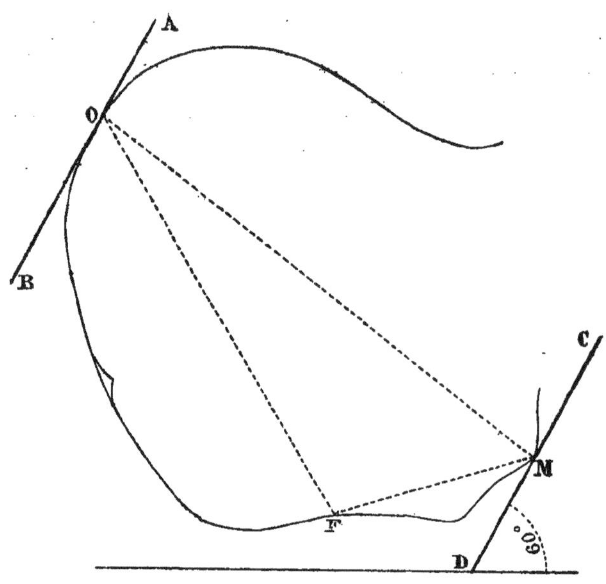

Fig. 3.

Or, nous ne pouvons absolument pas admettre que, dans une présentation semblable le doigt explorateur se borne à percevoir le front, les orbites, les yeux et le nez et ne puisse pas atteindre la bouche et le menton. Ces parties sont, en effet, situées très bas; le menton est à peu près au même niveau que la grande fontanelle et rien n'empêche qu'on le sente facilement; quant à la bouche, elle devrait en tous cas être facilement touchée. Or les présentations du front sont précisément caractérisées par ce fait que le doigt explorateur n'atteint ni la bouche, ni le menton. En second lieu, la grande fontanelle se trouve rejetée loin du centre de l'excavation, tandis que dans les présentations du front, c'est elle qui doit occuper le centre de l'excavation. En troisième lieu, si la présentation était telle que nous la dessinons d'après le schéma, nous ne voyons absolument pas quelle raison pourrait empêcher qu'on aille accrocher le menton avec un doigt, exagérer tant soit peu l'extension de la tête, et faire avec la plus grande facilité une présentation de la face, *si tant est que ce n'en soit pas déjà une que l'on ait sous les yeux*. Or nous savons qu'une pareille transformation est chose difficile, sinon impossible. En quatrième lieu, nous ne voyons pas ce qui pourrait empêcher le menton de descendre jusqu'à ce qu'il vienne apparaître sous la symphyse et permettre ainsi aux diamètres trachelo-bregmatique, trachelo-occipital, etc. de se dégager au détroit inférieur comme cela se passe dans les présentations de la face.

Nous sommes donc conduit à supposer une autre attitude à la tête qui se présente et qui s'engage en front et les idées que nous allons exposer maintenant ne sont pas purement hypothétiques car 1° elles sont en rapport avec les faits cliniques observés et 2° elles ont pu être vérifiées expérimentalement.

Nous croyons que, dans les présentations du front, le diamètre occipito-mentonnier s'engage obliquement dans l'excavation; mais de telle façon que l'extrémité occipitale

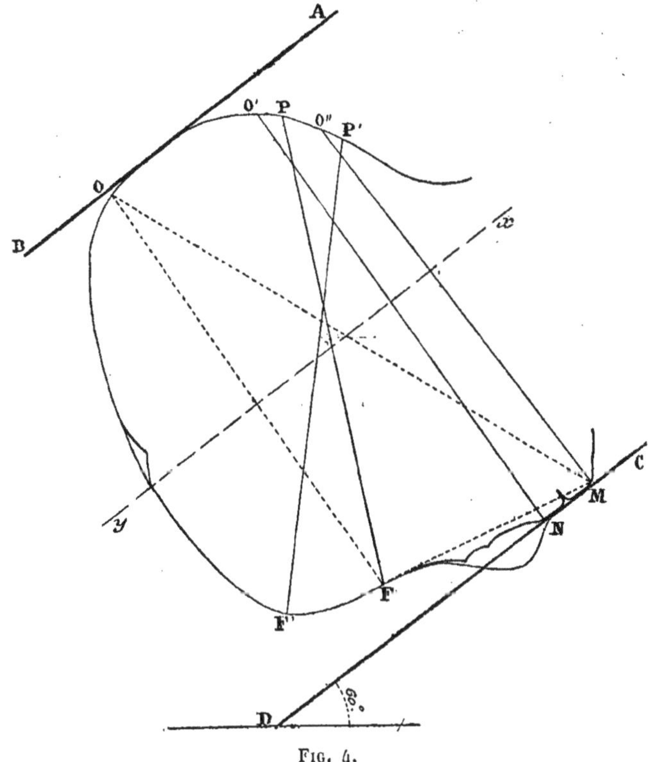

Fig. 4.

du diamètre occipito-mentonnier pénètre avant l'extrémité mentonnière de ce même diamètre (*fig.* 4). L'obliquité du diamètre occipito-mentonnier n'est évidemment pas très grande et se rapproche plus de l'horizontale que de la verticale. Elle est telle, en tous cas, que la position de la tête diffère encore beaucoup de celle que l'on observe dans les présentations du sommet. Il suffit, d'ailleurs, que l'obliquité soit suffisante pour permettre au diamètre de pénétrer dans l'excavation. La tête descend dans l'excavation dans la position représentée dans la figure ci-jointe. Cette position est possible puisque le diamètre occipito-mentonnier pénètre obliquement. Et cette position nous rend absolument compte des parties senties par le doigt dans les présentations du front. La grande fontanelle occupe approximativement le centre de l'excavation, le front représente la partie la plus déclive. Les arcades orbitaires, les yeux, la racine du nez peuvent être atteints par le doigt; mais la bouche et le menton sont inaccessibles au toucher. Telles sont bien les conditions nécessaires pour constituer une présentation du front telle qu'on l'observe en clinique. Nous avons représenté le bassin A B C D avec son inclinaison pour rendre compte d'une illusion trompeuse. L'occiput, en effet, tout en étant situé plus bas que le menton de la distance O O″ semble toutefois occuper une position plus élevée que l'extrémité mentonnière, car lorsqu'on dit qu'un point est plus élevé qu'un autre on a l'habitude d'apprécier ces positions relatives comme si la femme était debout.

Dans cette position, la descente quoique difficile est possible et le dégagement peut s'effectuer sans que le diamètre occipito-mentonnier ait à basculer dans l'excavation et sans que les deux descentes de M. Blanc, descentes qu'on n'a jamais observées, soient nécessaires pour permettre le dégagement. La deuxième descente de M. Blanc n'est, d'ailleurs, pas autre chose que celle que nous admettons.

Dans la discussion que nous venons de faire, nous avons parlé du diamètre occipito-mentonnier en appelant occiput et menton les extrémités de ce diamètre. Si nous avons adopté ces dénominations c'est pour conserver les expressions des auteurs dont nous discutions les opinions. Il est bien évident que, dans la réalité des faits, c'est du diamètre maximum qu'il s'agit toutes les fois qu'il est parlé du diamètre occipito-mentonnier. Or ce diamètre maximum a une de ses extrémités au menton, mais son autre extrémité n'est pas représentée par la pointe de l'occiput ; elle siège en un point variable qui est presque toujours situé sur la suture sagittale entre la pointe de l'occiput et la fontanelle antérieure. C'est ce diamètre maximum qui est dans l'impossibilité de s'engager parrallèlement au plan du détroit supérieur, c'est lui qui est obligé de s'insinuer obliquement dans l'excavation ; c'est lui que Mangiagalli veut faire descendre avec son extrémité mentonnière en bas et que nous voulons faire descendre avec son extrémité mentonnière en haut. La question de mécanique est la même si l'on substitue, dans la discussion, le terme diamètre maximum à celui de diamètre occipito-mentonnier. Il sera toutefois plus rigoureusement vrai de dire que, dans l'engagement des présentations du front, c'est le diamètre maximum qui s'insinue dans le cylindre pelvien avec une obliquité telle que l'extrémité mentonnière pénètre la dernière.

Si nous faisons cette modification aux faits que nous avons exposés dans la première partie du travail c'est qu'il a son importance au point de vue des choses qu'il nous reste à étudier.

Les présentations du front, si on accepte le mode d'engagement et de descente que nous avons décrit, se rapprochent donc davantage des présentations du sommet que des présentations de la face. La tête en s'engageant par le front pourra présenter peut-être une flexion ou une déflexion plus ou moins marquée suivant les cas; mais une limite séparera toujours cette présentation de celle de la face, et cette limite est constituée par le diamètre maximum qui, pour les présentations de la face, fait pénétrer son extrémité mentonnière la première, tandis que pour les présentations du front, l'extrémité occipitale du même diamètre s'engage avant le menton. D'après cette manière de voir, les transformations de front en face et de face en front pourront bien s'observer au-dessus du détroit supérieur, c'est-à-dire avant tout engagement, mais elles ne pourront pas se produire dans l'excavation car elles nécessiteraient la bascule *in situ* du diamètre maximum ; ou du moins, si pareilles transformations se produisent ce n'est qu'avec des têtes très petites, très molles et très réductibles évoluant dans un grand bassin. Les transformations du front en face étant considérées comme impossibles, sauf dans les cas de têtes molles, il est évident que ce changement ne devra pas être tenté par l'accoucheur. Il est bien entendu que si une tête située au-dessus du détroit supérieur se présentait comme un front, avant que l'engagement fût effectué, on aurait absolument le droit de chercher à corriger cette présentation.

Nous venons de voir quelle est la limite qui différencie les présentations du front de celles de la face, voyons maintenant ce qui les sépare de celles du sommet. La différence est constituée par la position du diamètre occipito-frontal maximum dans l'une et dans l'autre présentation. Mais il importe de préciser la définition et de dire exactement de quel diamètre nous parlons. Si l'on considère la tête avant toute modification de forme, on voit que le diamètre FP (*fig. 4*), qui relie la racine du nez à la pointe de l'occiput, est à peu près le plus grand des diamètres qui passent par le front; toutefois, un diamètre qui aboutit en arrière un peu au-dessous de la pointe de l'occiput, est un peu plus grand que le précédent de quelques millimètres. On peut encore considérer un autre diamètre F′ P′ allant du point le plus élevé du front à un point sous-occipital encore plus reculé que le point P, diamètre que l'on pourrait appeler sus-fronto-sous-occipital. Tous ces diamètres sont à peu près de 12 centimètres sur une tête moyenne, c'est-à-dire qu'ils sont de ceux qui peuvent à la rigueur basculer, mais qui ne basculent pas facilement dans l'excavation. Or, *dans la présentation du front, tous ces diamètres pénètrent obliquement dans le bassin en engageant leur extrémité frontale la première, tandis que dans les présentations du sommet, c'est leur extrémité occipitale qui descend tout d'abord.*

Pour passer de la présentation du front à celle du sommet, il faudrait donc que le plus grand des diamètres occipito-frontaux basculât dans l'excavation, ce qu'il peut faire à la rigueur, mais avec difficulté.

Si l'on considère la tête au début du travail en présentation du front, on voit donc que sa transformation en sommet ne serait pas mécaniquement impossible; mais la tête subit rapidement des phénomènes de déformation et de modelage qui modifient plus ou moins rapidement quelques-uns de ses diamètres. Tandis que les diamètres qui, du menton ou du maxillaire supérieur, vont à la région sus-occipitale, sont diminués, on voit au contraire s'allonger les diamètres qui vont du front à l'occiput ou au sous-occiput. Le diamètre le plus important est à ce moment constitué par la ligne F′ O′ (*fig.* 7) qui va du point le plus élevé du front à un point de l'occiput situé en arrière de la petite fontanelle. Cette distance devient longue de 13 centimètres environ et constitue le plus grand diamètre de la tête fœtale. Ce diamètre maximum ne peut basculer dans l'excavation; il empêche donc, d'une manière absolue, la transformation d'une présentation du front en présentation du sommet.

Nous voyons donc que si l'on considère la tête en présentation du front, et n'ayant pas subi de phénomènes plastiques qui la déforment, sa position est plus différente des présentations de la face que des présentations du sommet; mais si on considère la tête modifiée et déformée (de telle façon que le diamètre mento-sincipital est diminué, tandis que le diamètre sous-occipito-frontal est augmenté), sa position est plus différente des présentations du sommet que de celles de la face.

L'axe de la présentation, c'est-à-dire l'axe de la tête, qui, pendant l'engagement et la descente, vient se confondre avec l'axe de l'excavation, est représenté par une ligne allant du trou occipital à la partie antérieure de la grande fontanelle; les plans d'engagement, c'est-à-dire les plans de section de la tête qui viendront successivement se mettre en rapport avec le détroit supérieur, sont évidemment perpendiculaires à cet axe; ils seront représentés par les circonférences fronto-sous-occipitale, naso-occipitale et mento-sous-occipitale. Les grands diamètres de ces circonférences sont à peu près égaux entre eux et ne dépassent guère 12 centimètres si on les considère sur une tête qui n'a pas été déformée. L'extrémité postérieure de ces diamètres correspond à la partie la plus reculée de la suture sagittale et à la région de la petite fontanelle, c'est-à-dire à la région du crâne la plus susceptible de se modifier par les pressions. Ces diamètres successifs, étant à peu près égaux entre eux avant le modelage, sont égalisés encore par les phénomènes plastiques, il en résulte la constitution sur la tête fœtale d'un cylindre de 3 ou 4 centimètres de hauteur que M. le professeur Fochier (1) a bien décrit. Nous renvoyons le lecteur aux leçons de ce maître, qui a bien montré l'importance de ce cylindre relativement à la descente et à la rotation dans les présentations du front.

Quant au dégagement dont nous avons plus haut rappelé le mode particulier, il présente, en effet, des difficultés plus grandes que dans les présentations du front ou du sommet, car les diamètres naso-sincipital, naso-occipital sont plus grands que les diamètres sous-occipitaux dégagés dans les présentations du sommet et que les diamètres trachéliques dégagés dans les présentations de la face.

Nous avons rappelé au début de ce travail le mécanisme du dégagement en front. Ce mécanisme ressemble, à certains points de vue, à celui que l'on observe dans les positions occipito-sacrées du sommet; dans ce dernier cas, en effet, l'encoche naso-frontale, venant appuyer sous la symphyse, l'occiput se dégage premier à la commissure postérieure de la vulve par un mouvement de flexion exagéré; ultérieurement, par un mouvement de déflexion, la face puis le menton apparaissent sous la symphyse. Il semble que la similitude soit complète avec le dégagement du front. Mais il existe des différences que nous devons signaler. Dans les sommets en position occipito-sacrée, la descente se fait dans une attitude de flexion très prononcée; cette descente doit être très profonde et l'occiput doit refouler et faire bomber d'une manière très prononcée le périnée postérieur; dans ce cas, l'occiput se trouve situé, avant et pendant le dégagement, notablement plus bas que le front. Dans les présentations du front, au contraire, la descente se fait moins profonde; au moment où va commencer le mouvement de flexion du dégagement, l'occiput se trouve situé notablement plus haut que le front, d'autant plus que les phénomènes plastiques ont exagéré la longueur du diamètre occipito-frontal.

« Le point de la présentation le plus proéminent en arrière, dit M. Fochier (la protu-
« bérence occipitale externe), ne distend pas encore le périnée postérieur au début du
« dégagement comme dans le sommet. »

On verra dans un chapitre ultérieur le dégagement tout particulier et plus favorable qui se produit lorsque la bouche du fœtus est ouverte.

---

(1) *Province-médicale*. Juillet 1890.

II. — Déformations de la tête dans les accouchements par le front.

En discutant le mode de pénétration de la tête dans l'excavation nous sommes arrivés à conclure que le diamètre maximum s'insinuait obliquement et que son extrémité postérieure descendait avant son extrémité mentonnière ; nous avons basé cette conclusion sur une série de considérations de mécanique obstétricale et sans tenir compte d'une condition qui a pourtant une grande importance, nous voulons parler des phénomènes plastiques qui viennent modifier la forme de la tête. Ce modelage de la tête pendant l'accouchement mérite de nous arrêter maintenant ; il a, en effet, une importance puisqu'il modifie notablement l'importance de certains diamètres. Ces phénomènes plastiques ont frappé l'attention de presque tous les observateurs. Quelques auteurs ont même été conduits à penser que les modifications des divers diamètres de la tête rendait absolument futile toute discussion sur la manière dont ces diamètres se comportaient à leur passage.

M. Auvard (1), par exemple, pense que grâce au modelage de la tête, le diamètre maximum peut pénétrer dans l'excavation en engageant indifféremment la première son extrémité mentonnière ou son extrémité occipitale.

M. Fochier (2), s'exprime d'une manière fort analogue : « Il est singulier, dit-il, de « voir les auteurs s'escrimer pour expliquer la progression du diamètre occipito- « mentonnier ; admettre des oscillations du diamètre qui n'existe pas, ou qui n'existe « plus, puisque dans la présentation du front, ses dimensions sont supprimées par la « déformation de ses deux extrémités. »

Il ne nous viendra pas à l'esprit de nier les déformations de la tête observées par tous les auteurs dans les présentations du front ; nous ne songeons pas davantage à

(1) *Travaux d'obstétrique.* T. III, 1889.
(2) *Province médicale.* 28 juillet 1889.

nier la modification des diamètres céphaliques et spécialement la réduction du diamètre maximum sur lequel les auteurs et nous après eux, avons si longuement discuté. Mais nous pensons que les déformations n'enlèvent rien de leur valeur aux arguments que nous avons invoqués pour expliquer l'attitude de la tête au moment de son engagement et pendant sa descente.

Faisons remarquer tout d'abord que, en admettant l'engagement que nous avons décrit, l'accouchement peut se faire dans un bassin normal sans exiger théoriquement une déformation bien prononcée de la tête, puisque le diamètre maximum s'est engagé obliquement et puisque d'après notre exposé, ce diamètre n'est point obligé à basculer dans l'excavation pour se dégager suivant le mode particulier aux présentations du front.

De ce que cette descente est possible sans exiger des déformations de la tête faut-il conclure que ces déformations ne se produiront pas?

Évidemment non. En effet, nous savons que, même dans les présentations de la face et du sommet, on observe des déformations caractéristiques de la tête. Or, dans ces présentations les déformations ne sont évidemment pas dues à la résistance du détroit supérieur ou de l'excavation, du bassin osseux en un mot; la circonférence sous-occipito-bregmatique, dont le plus grand diamètre est de 10 cent. à 10 cent. $^1/_2$, représente la plus grande circonférence de la tête en présentation du sommet; elle peut évoluer sans difficulté dans l'excavation et au détroit supérieur; et pourtant une tête qui se présente ainsi subit des modifications de forme. Ces modifications sont dues à la résistance des parties molles représentées par le segment inférieur de l'utérus, le col utérin, le plancher périnéal, la vulve. Cette résistance des parties molles est plus grande chez les primipares, le travail s'en trouve retardé et les déformations de la tête sont plus accentuées que chez les multipares.

Nous savons donc que des déformations s'observent même avec une attitude de la tête telle que le bassin osseux n'offre aucune résistance.

Quoi d'étonnant alors à ce que, dans les présentations du front, on observe des déformations, même si l'on constatait que le bassin osseux n'a pas été obligé de les produire.

De ce que dans une attitude donnée de la tête certains diamètres se déforment, faut-il conclure que cette attitude n'existait pas? Évidemment non. *Nous pensons* même *que l'attitude de la tête, c'est-à-dire le degré précis de sa déflexion dans les présentations du front, légitimera des déformations déterminées et que ces déformations seraient autres dans une attitude différente.*

Les modifications de forme de la tête pourront se faire soit au moment de l'engagement, soit au moment du dégagement. Celles qui se feront au moment du dégagement auront pour agent exclusif le périnée, c'est-à-dire, les parties molles; celles qui se feront au moment de l'engagement ou pendant la descente pourront avoir pour agent la résistance du bassin lui-même et la résistance de certaines parties molles représentées surtout par le col utérin et le segment inférieur de l'utérus.

Il est difficile de faire la part, sur une tête expulsée avec des déformations, des causes diverses qui ont pu influer sur ces changements de forme.

On peut dire, toutefois, que les résistances apportées par le bassin osseux lui-même au moment de l'engagement ne pourront agir que sur des diamètres de plus de 12 cent. et que ces résistances ne pourront pas réduire ces diamètres à plus de 12 centimètres. Il semblerait d'après cette considération que la plus grande part des déformations devraient être rapportées au temps du dégagement.

S'il en est ainsi, et si les modifications de forme ont pris naissance aussi tard, c'est-à-dire, après la descente, tous les raisonnements que nous avons expliqués à l'obliquité du diamètre maximum garderaient toute leur valeur; à ceux qui nous objecteraient la diminution de longueur du diamètre maximum, nous pourrions répondre que ces diamètres n'ont perdu leur longueur et leur importance qu'au moment du dégagement, mais qu'ils n'étaient pas modifiés au moment de l'engagement et pendant la descente et que, par conséquent, ils ne pouvaient pas basculer d'une manière indifférente dans l'excavation.

Mais ce procédé de raisonnement ne serait pas parfaitement légitime, car nous pensons que le bassin osseux doublé des parties molles peut opposer une résistance à des diamètres inférieurs à 12 et que par conséquent des déformations pourront se produire au moment de l'engagement et pendant la descente.

Nous croyons, toutefois, que les déformations qui se constituent au moment de l'engagement ne permettent pas de dire que l'attitude de la tête est indifférente, que l'importance du diamètre maximum ou de l'occipito-mentonnier ne mérite aucune considération. En effet, le diamètre maximum ne peut pas s'engager et par conséquent *ne peut pas être directement modifié au moment de l'engagement*, s'il subit une réduction, ce n'est qu'indirectement et *ces déformations indirectes n'enlèvent pas sa valeur à l'obliquité du diamètre maximum au moment où il pénètre dans l'excavation.*

Pour être plus précis ou plus clair supposons (*fig.* 5) la tête normale pénétrant dans un bassin ABCD, dans l'attitude que nous avons décrite, avec son diamètre maximum oblique et le point sincipital S descendant avec le menton M. Supposons maintenant que la tête ait à subir une résistance de la part du bassin; les choses se passeront comme si elle avait à descendre dans un bassin plus petit, dans le bassin S′ B′ F D′ par exemple.

Les résistances agiront tout d'abord sur le diamètre sincipito-frontal SF et le réduiront à la dimension S′F. De ce fait, le point S étant venu en S′, le diamètre maximum SM sera devenu S′M, c'est-à-dire, aura été réduit, mais indirectement. A ce moment, des déformations de la tête lui auront donné une forme nouvelle représentée en pointillé. Eh bien, la tête pourra-t-elle profiter de la réduction de son diamètre maximum pour modifier son attitude, pour se défléchir par exemple? Non, évidemment, car les déformations de la tête auront créé deux nouveaux diamètres ME et MF, plus grands que MS′ et l'on comprend que le diamètre MF s'opposera tout aussi bien que le diamètre maximum primitif à la déflexion de la tête qui descend. Lorsque, ultérieurement, le diamètre GH s'engagera grâce à une déformation nouvelle, le même raisonnement sera

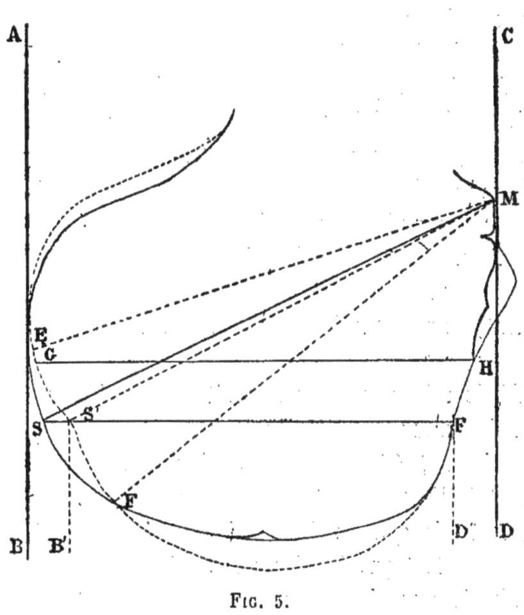

Fig. 5.

applicable et nous pourrons dire encore que la tête déformée est obligée de garder son attitude Ainsi la tête s'engagera subissant progressivement des déformations, modifiant et réduisant ses diamètres primitifs, mais constituant à chaque temps de sa déformation des diamètres nouveaux qui maintiendront le degré de déflexion qu'elle avait au début.

Des déformations de la tête résultera la constitution d'un cylindre engagé dans le cylindre pelvien et l'on comprend que cette disposition s'opposera à toute modification de la présentation soit dans le sens de la flexion, soit dans le sens de la déflexion.

En tous cas l'extrémité sincipitale du diamètre maximum s'est engagée la première et malgré les deformations successives subies par ce diamètre, cette extrémité sincipitale d'un diamètre réduit sera toujours (pendant l'engagement et la descente) située plus bas que l'extrémité mentonnière.

Comment va se déformer la tête pendant son engagement et sa descente ? Les pressions qu'elle aura subies seront dirigées perpendiculairement à l'axe de la présentation par une série de forces concentriques (forces qui ne sont que la résistance des parois pelviennes à l'effort utérin). Ces forces auront pour effet de rapprocher le front du sinciput, le maxillaire supérieur et le maxillaire inférieur de la région occipitale, et comme les parties postérieures du crâne sont les plus facilement réductibles il en résultera un aplatissement de la région sincipitale et de la partie supérieure de l'occipital. En même temps que les diamètres susindiqués se réduiront, la tête augmentera ses dimensions dans un sens perpendiculaire aux compressions, c'est-à-dire dans le sens de l'axe de la présentation ; le front bombera d'une manière exagérée et la partie postérieure de l'occiput sera rejetée en arrière. Les déformations ainsi déduites théoriquement du mode d'engagement et de descente que nous avons décrit, sont bien en réalité celles que nous a revélées la clinique, ce dont il est facile de se convaincre en jetant les yeux sur un des nombreux dessins qu'on a donnés des têtes venues en présentation du front.

Bien que la tête ait subi diverses modifications de forme pendant l'engagement et la descente elle en subira de nouvelles au moment du dégagement. A ce moment, les forces qui produiront des déformations agiront successivement sur le front, le sinciput, l'occiput et le sous-occiput et tendront à rapprocher ces différents points du rebord alvéolaire du maxillaire supérieur, c'est-à-dire du centre de rotation du dégagement. Ces forces déformantes ne sont pas tout-à-fait identiques à celles qui ont agi pendant l'engagement et la descente, mais en somme elles n'en diffèrent pas très sensiblement.

Nous dirons à nouveau qu'il est difficile de faire la part des déformations qui se sont produites pendant l'engagement et de celles qui se sont faites au moment du dégagement. On ne peut pas savoir quelles sont celles qui ont été le plus importantes. Nous pensons toutefois que les phénomènes de modelage sont plus prononcés pendant le dégagement et nous basons notre opinion sur un fait clinique observé par nous. Il s'agit d'une femme multipare qui eut un accouchement par le front. La poche des eaux s'étant rompue tardivement, la descente s'effectua assez rapidement (moins de 3 heures) ; le travail s'étant alors arrêté, nous fîmes le dégagement au forceps, suivant le mécanisme classique, c'est-à-dire en produisant une flexion de la tête autour du maxillaire supérieur appliqué sous la symphyse. Or dans ce cas, il s'agissait d'un enfant bien développé, dont la tête n'était nullement molle et les déformations du crâne étaient presque nulles. Nous pensons que le modelage classique était peu marqué en raison de la descente et du dégagement rapides, c'est-à-dire parce que les parties molles n'avaient pas agi assez longtemps, pour déformer la tête. Toutefois, comme il s'agissait d'un accouchement dans un grand bassin, nous ne voudrions pas trop généraliser notre conclusion et nous admettons qu'une partie des déformations se font pendant l'engagement.

Si on admettait la descente de Mangiagalli, la résistance des parois pelviennes agissant tout d'abord sur le menton descendu premier, aurait comme effet de le repousser vers le centre de l'excavation, d'exagérer la déflexion de la tête et d'accentuer encore la présentation de la face.

Dans les présentations du sommet en position occipito-sacrée, on voit que la descente se faisant en flexion exagérée, la résistance du bassin en diminuant certains diamètres, aura comme résultat d'allonger le diamètre longitudinal de la présentation, c'est-à-dire l'occipito-mentonnier. Cette déformation diffère donc essentiellement de celle que l'on observe dans les présentations du front.

III. — De l'ouverture de la bouche du fœtus dans les accouchements par le front.

Nous voulons maintenant appeler l'attention sur un phénomène très particulier qui se produit quelquefois, *souvent peut être*, et qui, à notre avis, modifie sensiblement les conditions mécaniques de l'accouchement par le front, nous voulons parler de l'ouverture de la bouche du fœtus et de l'élévation du menton.

Cette ouverture de la bouche a été observée cliniquement, et nous avons constaté, en outre, qu'elle se produisait fréquemment dans les tentatives expérimentales.

Parlons d'abord des faits cliniques.

Dans une des observations rapportées par M. Fochier dans son Mémoire, le dégagement se fit d'une manière toute particulière : « Le point fixe, le point autour duquel se « fit la rotation caractéristique du dégagement se trouva intra-buccal, l'enfant semblait « mordre la symphyse du pubis..., le menton se dégagea le dernier. »

Dans ce cas, l'ouverture de la bouche fut constatée avec la plus grande évidence ; il nous semble incontestable que cette ouverture n'a pas pu se produire pendant la descente ou au moment du dégagement, mais qu'elle a dû se faire plus tôt et au moment même de l'engagement.

Remarquons que la tête de l'enfant présentait après la naissance des caractères particuliers qui rappelaient le mode particulier du dégagement : la lèvre et le maxillaire inférieurs étaient refoulés en arrière, la bouche se maintenait un peu ouverte, le cou paraissait continuer le menton.

Dans le Mémoire d'Henricius, une figure représente les déformations caractéristiques de la tête venue en front, or nous pouvons précisément remarquer sur cette figure l'ouverture de la bouche et l'abaissement du menton ; il n'est pas possible d'admettre que cette attitude du menton ait été représentée ainsi par hasard; il est plus logique d'admettre que dans ce cas, comme dans celui de M. Fochier, l'ouverture de la bouche s'était produite pendant l'accouchement et que l'enfant avait conservé immédiatement après sa naissance une attitude de la bouche, acquise pendant l'accouchement.

D'ailleurs Henricius signale incidemment dans son Mémoire la possibilité de cette ouverture de la bouche, mais sans insister en aucune façon sur ce phénomène et sans en montrer les conséquences.

Dans l'observation si intéressante et si complète rapportée par M. Budin dans sa thèse, il nous semble que les mêmes choses se sont produites et même que le changement de position du menton a été constaté au moment de l'engagement. Nous rapportons les principaux passages de cette observation :

« Après la rupture de la poche des eaux, la partie fœtale est très élevée. On arrive « sur la *fontanelle antérieure qui est juste au centre du bassin*, la suture sagittale est « placée tout à fait transversalement. En la suivant on arrive à gauche sur le front « qui est à l'extrémité transversale du détroit supérieur. On peut même, en enfonçant « la main, atteindre l'arcade sourcillière et la racine du nez. — Les douleurs étant « devenues assez vives à 3 h. 40, on trouva *la fontanelle antérieure, non plus au centre* « *du bassin, mais rapprochée du bord droit du détroit supérieur; le front est donc* « *au centre du bassin.* A gauche, on trouve le nez et l'on arrive jusqu'à l'arcade alvé- « olaire du maxillaire supérieur. La suture frontale est encore placée transversalement, « *le menton restant toujours au-dessus du bord gauche du détroit supérieur.* »

Plus loin, à propos du dégagement :

« Le bord alvéolaire du maxillaire supérieur est appliqué sous le bord inférieur de la « symphyse. Le vertex, puis l'occiput se dégagent au devant de la commissure anté- « rieure du périnée. Cela fait, la tête s'abaisse et le maxillaire inférieur qui était resté « derrière la symphyse pulvienne sort à son tour.

« *L'enfant, pourrait-on dire, mordait la symphyse.* »

Voilà donc des observations cliniques qui montrent la possibilité du dégagement et probablement de l'engagement de la tête, la bouche étant ouverte.

Nous pouvons ajouter qu'en expérimentant sur le mannequin au moyen d'une tête de fœtus nous avons constaté que ce même phénomène se produisait facilement et souvent. A en juger par l'expérimentation, nous tendrions à croire que cet écartement du maxillaire est fréquent. Il est fort possible qu'il se produise souvent aussi en clinique, mais qu'il passe inaperçu. En effet, le dégagement par rotation de la tête autour d'un point intra-buccal est exceptionnel; le point de rotation autour duquel se fléchit la tête pour se dégager est habituellement le rebord alvéolaire du maxillaire supérieur; dès lors, *l'ouverture de la bouche, quand même elle existerait, serait impossible à constater. Peut-être, si l'on exagérait la descente avant de faire le dégagement, constaterait-on plus souvent cette ouverture de la bouche et un dégagement semblable à celui qu'ont constaté M. Fochier et M. Budin.*

Faisons remarquer, immédiatement, que cette ouverture de la bouche élève notablement le niveau du menton dans la présentation du front et que cette élévation est un argument en faveur de l'idée que nous avons soutenue sur l'obliquité du diamètre maximum, dont l'extrémité occipitale ou sincipitale s'engage avant l'extrémité mentonnière.

En étudiant sur les têtes de fœtus l'ouverture de la bouche, nous avons constaté que cet écartement des mâchoires atteignait un degré vraiment considérable ; le maxillaire inférieur devient presque vertical et vient s'appliquer contre la colonne cervicale ; l'écartement peut atteindre 5 centimètres et on peut immédiatement prévoir que les diamètres qui partent du menton seront sensiblement modifiés par cette position nouvelle. Nous avons dessiné d'après des empreintes les modifications apportées à la forme de la face par l'ouverture forcée de la bouche.

Étudions maintenant d'une manière analytique les modifications que ce mouvement de la mâchoire peut apporter à la présentation et à la descente.

La première conséquence consistera dans la possibilité d'un certain degré de déflexion ; le maxillaire supérieur, n'étant plus solidaire du maxillaire inférieur, pourra s'abaisser davantage. Les parties accessibles au toucher seront modifiées par ce fait dans leur position ; on verra le front (*fig.* 6) se rapprocher du centre de l'excavation et, du même fait, la grande fontanelle quitter sa position centrale pour se rapprocher de la périphérie. Ces changements sont évidents dans l'observation de M. Budin. Au début du travail, en effet, la grande fontanelle est notée comme occupant juste le centre du bassin ; plus tard, quand l'ouverture de la bouche s'est produite, la grande fontanelle se rapproche du bord du détroit supérieur et le front est au centre du bassin ; à ce moment, *le menton est senti au-dessus du bord du détroit supérieur*. L'ouverture de la bouche s'est donc produite au moment de l'engagement. Il est remarquable que ce fait et ses conséquences soient aussi bien indiqués dans une observation dont l'auteur n'avait nullement en vue les idées que nous soutenons aujourd'hui.

Par le fait de la déflexion légère qui se produit, l'extrémité sincipitale du diamètre maximum se trouve relevée ; mais comme l'extrémité mentonnière est également relevée par le mouvement de la mâchoire, l'obliquité du diamètre reste approximativement semblable à ce qu'elle était primitivement. On peut constater en même temps que ce diamètre maximum M S′ se trouve un peu diminué par la position nouvelle du menton ; il n'a plus que 125 millimètres au lieu de 130. On verra, en outre, que l'extrémité sincipitale du diamètre maximum se trouve reportée un peu plus en avant; tandis que le diamètre maximum, la bouche étant fermée, était représenté par la ligne M S, il se trouve, la bouche étant ouverte, représenté par la ligne M′ S′. Les plus grands diamètres de la présentation se trouvant, en somme, réduits, l'engagement se fera avec plus de facilité.

La déflexion rendra plus facilement accessible les yeux et le nez; mais le menton ne sera nullement perçu; la grande fontanelle, rejetée en une position plus périphérique, sera toujours accessible; la petite fontanelle sera plus encore en dehors de la portée du doigt explorateur.

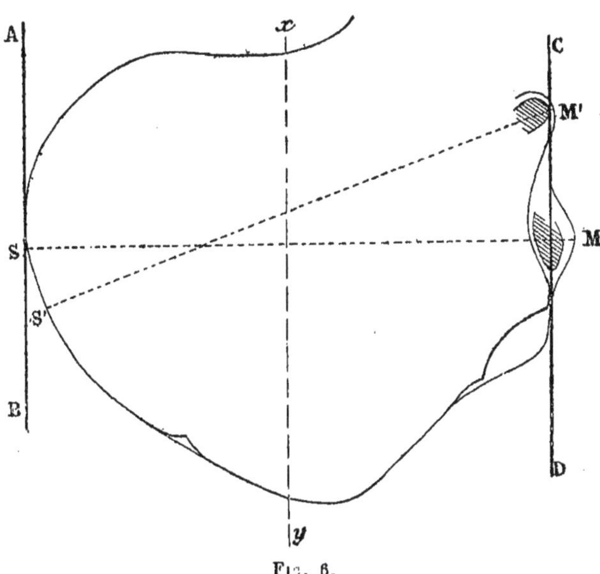

Fig. 6.

L'axe de la présentation sera modifiée par la position nouvelle; tandis qu'il était représenté avant l'ouverture de la bouche par une ligne allant du trou occipital à l'extrémité antérieure de la grande fontanelle (*xy fig. 4*) il sera représenté maintenant par la ligne (*x y fig. 6*),allant du sous-occiput en un point situé plus près des bosses frontales que de la fontanelle antérieure. Les plans de la présentation étant perpendiculaires aux axes dont nous venons de parler seront également modifiés légèrement et couperont la tête suivant des circonférences un peu différentes suivant que la bouche sera ouverte ou fermée.

Les phénomènes plastiques seront également modifiés légèrement puisque la tête ne sera pas comprimée tout-à-fait dans la même direction.

Si nous prenons la tête dessinée par M. Budin immédiatement après un accouchement par le front et si nous ajoutons à ce dessin le tracé de la mâchoire inférieure écartée (*fig.* 7), nous verrons que les plus grands diamètres de la présentation sont représentés par les distances naso-sincipitale et mento-sous-occipitale. Ces distances sont à peu près égales entre elles et sont inférieures à 11 centimètres. Entre ces deux diamètres s'en trouvent toute une série qui sont à peu près de dimension semblable de telle façon que la partie engagée est représentée par un cylindre étendu entre les deux plans perpendiculaires à l'axe de la présentation et passant l'un par le menton, l'autre par le rebord alvéolaire du maxillaire supérieur.

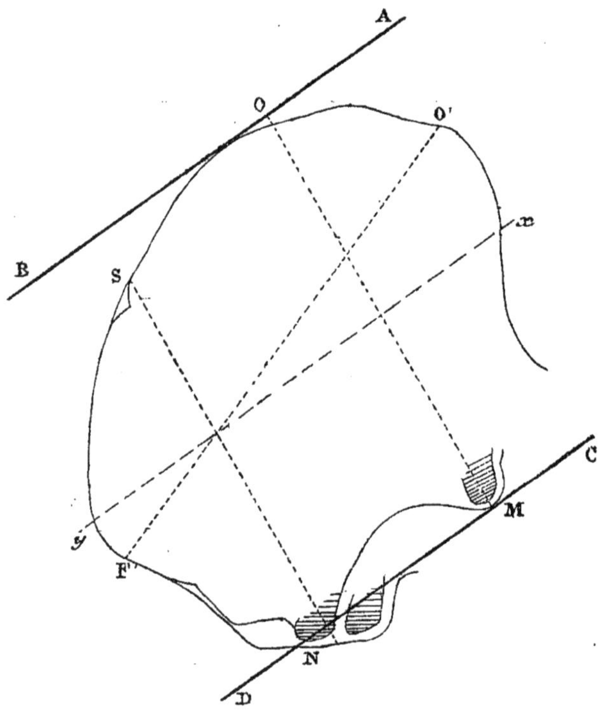

Fig. 7.

Nous pouvons dire dès à présent que le dégagement sera modifié lui aussi et qu'il sera facilité. Les diamètres céphaliques qui viendront successivement se mettre en rapport avec le diamètre coccy pulvien seront en effet représentés par les diamètres bucco-sincipital, bucco-occipital et bucco sous-occipital, lesquels sont évidemment inférieurs aux diamètres analogues naso-sincipital, naso-occipital et naso sous-occipital.

La variété de présentation du front avec ouverture de la bouche se rapproche un peu plus de l'attitude de la tête en présentation de la face ; mais diffère d'une manière frappante des présentations du sommet en position occipito-sacrée.

Si nous avons insisté aussi longuement sur les modifications apportées aux accouchements en présentation du front par l'ouverture de la bouche, c'est parce que nous pensons que ce phénomène n'est pas rare ; c'est aussi parce que ces modifications rendent compte de quelques-unes des divergences que l'on peut constater dans les observations.

21704 Paris. — Typogr. et Lithogr. A. Maulde et Cie, rue de Rivoli, 144.

www.ingramcontent.com/pod-product-compliance
Ingram Content Group UK Ltd.
Pitfield, Milton Keynes, MK11 3LW, UK
UKHW021200230726
13926UKWH00001B/220